USAGES LOCAUX

CONSTATÉS EN 1855

DANS LE CANTON DE SAINT-DIÉ

ET EN 1857

DANS LE CANTON DE RAON-L'ÉTAPE

PUBLIÉS, ANNOTÉS ET PRÉCÉDÉS D'UNE PRÉFACE

PAR F.-J.-M. DINAGO

AVOCAT AU TRIBUNAL DE SAINT-DIÉ

> Les usages sont des traditions
> du passé que le législateur a
> voulu respecter.

———————

1ʳᵉ PARTIE — Usages locaux du Canton de Saint-Dié
avec une Table renvoyant aux pages

2ᵉ PARTIE — Usages locaux du Canton de Raon-l'Étape
avec une Table renvoyant aux numéros du questionnaire

———————

SAINT-DIÉ

IMPRIMERIE & LITHOGRAPHIE C. DUFAYS

1876

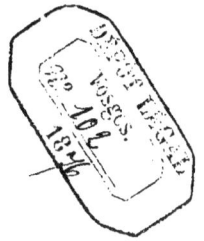

USAGES LOCAUX

CONSTATÉS EN 1855

DANS LE CANTON DE SAINT-DIÉ

ET EN 1857

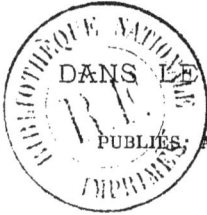

DANS LE CANTON DE RAON-L'ÉTAPE

PUBLIÉS, ANNOTÉS ET PRÉCÉDÉS D'UNE PRÉFACE

PAR F.-J.-M. DINAGO

AVOCAT AU TRIBUNAL DE SAINT-DIÉ

> Les usages sont des traditions
> du passé que le législateur a
> voulu respecter.

———————

1re PARTIE — Usages locaux du Canton de Saint-Dié
avec une Table renvoyant aux pages

2e PARTIE — Usages locaux du Canton de Raon-l'Étape
avec une Table renvoyant aux numéros du questionnaire

———————

SAINT-DIÉ

IMPRIMERIE & LITHOGRAPHIE C. DUFAYS

1876

PRÉFACE

L'usage est ce qui se pratique généralement, et les lois, dans beaucoup de cas, déclarent s'en référer à l'usage. Le Code civil, dans plusieurs de ses dispositions, notamment dans ses articles, 590, 593, 645, 663, 671, 674, 1736, 1758, 1759, etc..... parle des usages locaux, c'est-à-dire de coutumes constantes du pays, *qui font loi*, à défaut de texte législatif spécial sur les matières visées par lesdits articles. L'intérêt public, en effet, demande qu'un usage notoire et bien établi soit la règle du juge dans le silence absolu de la loi, et il va sans dire que si l'on traite d'une matière que le Code n'a pas définie, il faut subordonner l'exécution du contrat aux usages reçus.

Le législateur, en certains cas, a maintenu pour règles les usages locaux, les règlements particuliers et les coutumes (*). Aussi, par sa décision du 15 février 1855, Son Excellence M. le Ministre de l'Agriculture et du Commerce a ouvert une enquête sur tous les usages locaux observés en France, pour les matières réservées par les lois actuelles. Par sa circulaire du 26 juillet 1844, le Ministre de l'Intérieur avait déjà manifesté le désir de voir recueillir avec soin ces usages, mais les événements politiques entravèrent l'exécution de cet important travail. Nous croyons utile de retracer la partie de la circulaire du ministre qui intéresse

---

(*) Voir les coutumes d'Orléans, de Paris, de la ville de Saint-Flour, de Bordeaux, de Dourdan, de Melun, de Sens, de Vallois. — TRIPIER, édition in-8°, p. 1398 et 1404.

plus directement notre publication. « La loi donne à l'usage force de loi dans un assez grand nombre de cas. Ainsi le Code civil a disposé que l'usufruit des bois (art. 590, 593); l'usage des eaux courantes (art. 644, 645); la hauteur des clôtures dans les villes et faubourgs (art. 663); les distances à garder entre les héritages pour les plantations d'arbres de haute tige (art. 671); les constructions susceptibles, par leur nature, de nuire au voisin (art. 674); les délais à observer pour les congés des locations et les paiements des sous-locations (art. 1736, 1738, 1753, 1758, 1759); les réparations locatives ou de menu entretien (art. 1754, 1755); les obligations des fermiers entrants et sortants (art. 1777), auraient généralement pour règle *l'usage des lieux, les règlements particuliers, les coutumes;* de même, la loi du 28 septembre — 6 octobre 1791, qui régit la police rurale, renvoie pour ce qui concerne le glanage, la vaine pâture, le parcours, *à l'usage local immémorial et aux coutumes;* de même encore, la loi du 14 floréal an XI subordonne *aux anciens règlements et aux usages locaux* la direction des travaux qui ont pour objet le curage des canaux et rivières non navigables et l'entretien des ouvrages d'art qui y correspondent. »

Le travail que cette circulaire avait en vue ne fut fait qu'en 1855. En exécution de la décision du 15 février 1855, M. le Préfet du département des Vosges nomma pour chaque canton une Commission chargée de recueillir et de constater ces usages. C'est le résultat du rapport de la Commission du canton de Saint-Dié que nous nous proposons de publier, dans l'espoir que cette publication sera de quelque utilité dans la région, car il nous semble qu'il est presque indispensable de connaître les usages locaux qui y ont force de loi. — Ainsi je prends au hasard un exemple : Je loue *sans écrit* à Primus une maison en ville ou dans la banlieue (dans le canton de Saint-Dié, bien entendu), et, désirant au bout de quelque temps, donner congé à mon locataire, je consulte la loi et me reporte à l'article 1736 du Code civil, qui me répond que « si le bail a été fait sans écrit, l'une des parties ne pourra donner congé à l'autre qu'en observant les délais fixés par l'usage des lieux. » Quels sont ces délais? La loi, le Code, ne nous le dit pas; mais les usages locaux nous les indiqueront; donc il faut connaître ces usages.

C'est, guidé par cette considération, que nous avons pensé rendre service à tous en publiant ce petit recueil.

Une publication de ce genre a été faite, il y a quelques années à Colmar par un de nos confrères, pour les usages consacrés dans le Haut-Rhin, et nous avons pensé comme lui, qu'en vulgarisant la connaissance d'usages que l'on coudoye dans tout le cours de la vie, nous serions utile à un grand nombre de personnes qui les ignorent et qui ne savent où en prendre communication.

Nous n'avons pourtant pas cru devoir nous borner à donner exclusivement une copie du rapport de la Commission — dont tout le mérite revient à ses rédacteurs — parce que, quoique complet, il ne nous semble pas divisé ni coordonné de façon à frapper suffisamment les yeux du lecteur. Aussi, pour faciliter les recherches, avons-nous estimé qu'il était utile de partager ce petit travail en chapitres, d'indiquer en tête de chaque chapitre le titre des matières qui y sont contenues, ainsi que les articles du Code auxquels se rapportent les différents usages du canton de Saint-Dié — et de terminer le tout par une table.

F. DINAGO.

USAGES LOCAUX

DANS LE CANTON DE SAINT-DIÉ

PREMIÈRE PARTIE

Le seize avril et jours suivants de l'an mil huit cent cinquante-cinq, les membres de la Commission nommée par M. le Préfet des Vosges, à l'effet de recueillir les usages locaux en vigueur dans le canton de Saint-Dié, se réunirent à l'hôtel-de-ville de Saint-Dié pour prendre connaissance des instructions insérées au numéro 13 du *Recueil des Actes administratifs* du département des Vosges, concernant la constatation des usages locaux.

Cette Commission était composée de MM. Chevresson, juge de paix du canton de Saint-Dié, Président; Blondin, avoué au tribunal, Vice-Président; le comte d'Ollone; Houël; Hercule Ferry; Frische, et Félix Poupar, Secrétaire.

Le bureau formé, la Commission cantonale désigna dans chaque commune trois délégués, chargés de lui fournir les renseignements spéciaux se rattachant au travail dont s'agit. A cet effet, il fut dressé un questionnaire sous forme de demandes et réponses, non limitatif du reste, comprenant la nomenclature de tous les usages locaux reconnus en vigueur dans le canton de Saint-Dié et la série des questions pouvant résulter de chacun d'eux.

Ce travail fut envoyé par le Président aux Maires de chaque commune avec les instructions nécessaires à sa confection.

Les délégués communaux ayant satisfait à leur mission, la Commission a révisé leurs opérations et a constaté que les seuls usages locaux en vigueur dans le canton de Saint-Dié sont les suivants :

CHAPITRE Ier

Usages concernant l'étendue des droits de l'usufruitier

[Art. 590—593 du Code civil.] (*)

Dans la commune de Saint-Dié, l'usufruitier d'un terrain entouré de haies vives, coupe tous les quatre ans les aulnes et les coudriers; il ébranche chaque cinq ou six ans les chênes percrus dans ces haies; enfin il dispose des arbres morts.

Dans les communes de Laveline, Nayemont-les-Fosses et Neuviller-sur-Fave, quand on est dans les mêmes conditions, ou si l'usufruit repose sur un bois ou hagis, l'usufruitier jouit chaque année de l'ébranchement des arbres, ou de la taille des haies; dans la commune de Neuviller-sur-Fave, il a en outre les bois dépérissants.

Dans la commune de Saulcy-sur-Meurthe, il peut prendre dans les bois ou dans les hagis les arbres mûrs; il peut couper chaque cinq ou six ans les haies qui entourent les héritages; enfin, il peut

---

(*) Art. 590. Si l'usufruit comprend des bois taillis, l'usufruitier est tenu d'observer l'ordre et la quotité des coupes, conformément *à l'aménagement ou à l'usage constant des propriétaires;* sans indemnité toutefois en faveur de l'usufruitier ou de ses héritiers, pour les coupes ordinaires, soit de taillis, soit de baliveaux, soit de futaies, qu'il n'aurait pas faites pendant sa jouissance. Les arbres qu'on peut tirer d'une pépinière sans la dégrader, ne font aussi partie de l'usufruit qu'à la charge par l'usufruitier de se *conformer aux usages des lieux pour le remplacement.*

Art. 591. L'usufruitier profite encore, toujours en se conformant aux époques et à l'usage des anciens propriétaires des parties de bois de hautes futaies qui ont été mises en coupes réglées, soit que ces coupes se fassent périodiquement sur une certaine étendue de terrain, soit qu'elles se fassent d'une certaine quantité d'arbres pris indistinctement sur toute la surface du domaine.

Art. 592. Dans tous les autres cas, l'usufruitier ne peut toucher aux arbres de haute futaie : il peut seulement employer, pour faire les réparations dont il est tenu, les arbres arrachés ou brisés par accident; il peut même, pour cet objet, en faire abattre s'il est nécessaire, mais à la charge d'en faire constater la nécessité avec le propriétaire.

Art. 593. Il peut prendre, dans les bois, des échalas pour les vignes; il peut aussi prendre, sur les arbres, des produits annuels ou périodiques; *le tout suivant l'usage du pays ou la coutume des propriétaires.*

prendre, sur les arbres de haute futaie qui sont placés dans ces haies, les branches qui n'atteignent pas le sommet.

Au contraire, *dans les communes de Combrimont, Remomeix, Raves et Bertrimoutier,* — l'ébranchement des arbres et la taille des haies appartiennent au propriétaire.

CHAPITRE II

Usages concernant les eaux

[ART. 644—645 du Code civil.] (*)

USAGES CONSTATÉS :

Dans la commune de Saint-Dié, — quand les eaux des cours d'eaux non flottables ni navigables peuvent être employées à l'irrigation, l'usage est de les dériver et de les partager entre ceux qui se sont entendus pour faire les ouvrages nécessaires à cet effet. Le partage s'effectue en proportion de l'étendue des propriétés à arroser. A défaut de partage ou règlement, le plus diligent utilise les eaux jusqu'à ce qu'elles lui soient enlevées par un concurrent, à qui il les reprend à son tour (**).

Dans les communes de Laveline, Bertrimoutier, Neuviller-sur-Fave, Beulay, Combrimont, Pair-et-Grandrupt, Coinches, Lesseux, Taintrux, Nayemont-les-Fosses, La Salle, Frapelle, La Bourgonce, Wisembach, Saint-Michel et Raves, — on fait rarement un partage. C'est le plus diligent qui a l'eau et la rend au voisin, s'il n'y a titre ou possession contraire.

CHAPITRE III

Bornage des propriétés

Dans la commune de Saint-Dié, — pour le bornage des propriétés, on pose ordinairement des pierres bornes avec pierrailles, poterie

---

(*) ART. 645. S'il s'élève une contestation entre les propriétaires auxquels les eaux peuvent être utiles....., les règlements particuliers et locaux doivent être observés.

(**) Cet usage nous semble un peu primitif, mais nous le relatons tel que la Commission l'a constaté.

ou autres objets par dessous, d'une nature différente de celle des terrains à borner ; on établit en outre, pour les bois, des murs ou des fossés.

Dans les communes de Saint-Michel, La Bourgonce et La Salle, — les terrains sont le plus souvent séparés par une roie mitoyenne de dessèchement qui sert de limite. On pratique pour les champs un sillon avec la charrue. Lorsqu'il y a des bornes, elles sont plantées au milieu.

Dans la commune de La Voivre, — on se réfère généralement au cadastre : s'il y a plus ou moins, on se le partage.

Dans la commune de Laveline, — la borne est mitoyenne si les terrains sont plats ; sur les hauteurs, elle se plante dans la propriété supérieure, à laquelle elle appartient.

Dans tout le canton, — on procède le plus souvent à l'amiable et sans écrit.

CHAPITRE IV

—

Distances à observer pour les plantations

[ART. 671 du Code civil.] (*)

Usages constatés :

Dans la commune de Frapelle, — quand on plante des arbres de haute et basse tige, on les place tout près de la ligne séparative des deux propriétés, si on est voisin d'un terrain communal. Dans tous les autres cas, la plantation se fait suivant le Code civil.

(*) ART. 671. Il n'est permis de planter des arbres de haute tige qu'à la distance prescrite *par les règlements particuliers actuellement existants, ou par les usages constants et reconnus ;* et, à défaut de règlements et usages, qu'à la distance de deux mètres de la ligne séparative des deux héritages pour les arbres à haute tige, et à la distance d'un demi-mètre pour les autres arbres et haies vives.

Coutume d'Orléans :

ART. 269. Il n'est loisible planter ormes, noyers, ou chesnes au vignoble du bailliage d'Orléans, plus près des vignes de son voisin, que de quatre toises, ne de planter hayes vifves plus près de l'héritage de son voisin que de pied et demy : et sera ladite haye d'espine blanche, et non d'espine noire.

Dans la commune de Nayemont-les-Fosses, — les haies se plantent souvent moitié sur l'un et moitié sur l'autre.

Dans celle de Beulay, — elles sont mises ordinairement sur la limite du terrain.

Dans celle de Taintrux, — les arbres de haute tige se plantent de cinquante centimètres à deux mètres du riverain. Les anciennes haies non abornées sont réputées mitoyennes, et celles entre la commune et les particuliers sont considérées comme appartenant à ces derniers; cependant depuis peu de temps, les haies se plantent à cinquante centimètres.

CHAPITRE V

Distances à observer pour certaines constructions

[ART. 674 du Code civil.] (*)

USAGES CONSTATÉS :

Dans la commune de Saint-Dié, — quand on fait une construction, susceptible par sa nature, de nuire au voisin, on établit un contre-mur ou autre ouvrage suffisant à le garantir de tous dommages (**).

(*) ART. 674. Celui qui fait creuser un puits ou une fosse d'aisance près d'un mur mitoyen ou non, — celui qui veut y construire cheminée ou âtre, forge, four ou fourneau, y adosser une étable, — ou établir contre ce mur un magasin de sel ou amas de matières corrosives, — est obligé à laisser la distance prescrite par les règlements et usages particuliers sur ces objets, ou à faire les ouvrages prescrits par les mêmes règlements et usages, pour éviter de nuire au voisin.

(**) NOTE. Comme on peut le remarquer, le procès-verbal de la Commission parle bien de contre-mur ou autre ouvrage, mais n'indique pas l'épaisseur, ni les conditions de structure de ces ouvrages, ce qui permet de penser qu'il suffit que l'ouvrage garantisse de tous dommages. Les coutumes d'Orléans et celle de Paris, art. 188, 189, 190, 191, nous donnent sur la construction de certains travaux les renseignements suivants :

Pour un puits ou une fosse d'aisance à établir contre un mur mitoyen, l'art. 191 de la coutume de Paris exige un contre-mur d'un pied d'épaisseur.

Pour une étable l'art. 188 de la même coutume porte que, celui qui veut adosser une étable contre un mur mitoyen, doit faire un contre-mur de 8 pouces d'épaisseur sur toute la longueur de l'étable, jusqu'à la hauteur des mangeoires.

Pour une cheminée ou âtre l'art. 189 veut que l'on établisse un contre-

CHAPITRE VI

Usages concernant la durée des baux faits sans écrit

Dans tout le canton, notamment dans la commune de Saint-Dié, *quand on loue sans écrit,* savoir :

Une maison, — le bail est considéré comme devant durer un an, du 23 avril au 23 avril suivant.

Un appartement ou logement, — un an également (du 23 avril au 23 avril suivant.)

Un garni, — un mois.

Un pré, — un an (du 11 novembre au 11 novembre).

Une fourrière, — un an (du 11 novembre au 11 novembre).

Un jardin, — un an ; mais du printemps au printemps suivant.

Un champ, — trois ans, du 11 novembre au 11 novembre de la 3ᵉ année.

Une ferme, — trois ans, du 11 novembre au 11 novembre pour les terres ; et du 23 avril au 23 avril pour les maisons.

Toutefois *dans la commune de Raves,* — les prés et les fourrières se louent quelquefois pour deux ou trois ans, les champs pour six ans et les fermes pour six ou neuf ans.

Dans celle de Frapelle, — les garnis pour un an et les fermes six ou neuf ans.

Dans celles de La Salle et de La Voivre, — les champs pour quatre ans.

Dans celle de Nayemont-les-Fosses, — les prés pour trois ans et les fermes pour six ou neuf ans.

Dans celle de Gemaingoutte, — les maisons, les logements et les champs pour deux ou trois ans.

---

mur ou autre chose suffisante d'un demi-pied d'épaisseur (ou 16 centimètres).

Pour une forge, un four ou fourneau, l'art. 190 de la C. de Paris donne les règles des constructions à faire. Le foyer doit être muni d'un mur de 33 centimètres d'épaisseur et entre ce mur et le mur de l'héritage voisin doit être réservé un intervalle de 16 centimètres.

Pour un magasin de sel ou amas de matière corrosive, l'art. 194 de la même coutume exige l'établissement d'un contre-mur de 33 centimètres et qui ait toute la hauteur et toute la largeur de l'adossement.

F. D.

Dans celles du Pair-et-Grandrupt, Coinches et Laveline, — les fermes pour six ou neuf ans, au choix des deux parties.

Dans celles de Combrimont et Bertrimoutier, — les prés et les jardins pour trois ans.

Dans celle de Remomeix. — les maisons pour trois ans, et les fermes pour six ou neuf.

Dans celle de Taintrux, — les maisons et les jardins pour trois ans.

Dans celle de Beulay, — les maisons pour trois ans, et les fermes pour six.

Dans celle de Saint-Michel, — les champs pour un an, quand le propriétaire les a préparés et fumés; les maisons et les logements pour trois ans.

Dans celle de Saulcy-sur-Meurthe, — les maisons, les logements, les prés, les fourrières pour trois ans si on continue la deuxième, et les fermes pour six ou neuf ans.

Enfin, *dans celle de Sainte-Marguerite,* — les garnis pour un an.

CHAPITRE VII

—

Usages concernant les congés à donner pour les baux faits sans écrit

[ART. 1736 du Code civil.]

A. *Dans la commune de Saint-Dié,* — les délais fixés pour le congé à donner par l'une des parties à l'autre, lorsque le bail a été fait sans écrit, sont les suivants :

Pour une maison en ville, — six mois.
Pour un appartement ou logement en ville, — six mois.
Pour une maison, un appartement ou un logement dans la banlieue, — trois mois.
Pour un garni, — quinze jours.
Pour un champ ou une ferme loué pour six ou neuf ans, — six mois avant l'expiration de la période courante.

B. *Dans les communes de Saint-Michel, Laveline, Saulcy-sur-Meurthe, Beulay, Remomeix et Combrimont :*

Pour une maison de cultivateur, — trois mois avant le 23 avril.

Pour un appartement ou un logement de manœuvre, — six semaines.

C. *Dans les communes de Laveline, Sanlcy-s'-Meurthe et Beulay :*
Pour une ferme, — six mois.

D. *Dans celle de Coinches :*
Pour toute espèce d'immeubles, trois mois.

E. *Dans celle de Taintrux :*
Pour une maison, — trois mois.
Pour un jardin, — trois mois.
Pour un champ, — trois mois.
Pour un appartement ou logement, — un mois.
Pour un pré, — un mois.
Pour une fourrière, — un mois.

F. *Dans celle de La Voivre :*
Pour une maison de cultivateur, — trois mois.
Pour une maison de manœuvre, — quarante jours.
Pour un appartement ou logement, — quarante jours.
Pour une ferme, — six mois.

G. *Dans celles de Gemaingoutte et Sainte-Marguerite :*
Pour une maison, — quarante jours.
Pour un appartement ou logement, — quarante jours.

H. *Dans celle de Sainte-Marguerite :*
Pour un garni, — quarante jours.
Pour une ferme, — six mois.

I. *Dans celle de Nayemont-les-Fosses :*
Pour une maison, — six mois.
Pour un appartement ou logement, — six mois.
Pour un pré, — six mois.
Pour une fourrière, — six mois.
Pour un jardin, — six mois.
Pour un champ, — six mois.
Pour une ferme, — six mois.

K. *Dans la commune de Lesseux :*
Pour une maison de cultivateur, — trois mois.
Pour une ferme, — trois mois.
Pour tous autres immeubles, — six semaines.

L. *Dans la commune de La Salle :*
Pour une maison, — trois mois.
Pour un appartement ou logement, — trois mois.
Pour un garni, — trois mois.

M. *Dans la commune de La Bourgonce :*
Pour une maison de cultivateur, — six mois.
Pour une maison de manœuvre, — trois mois.
Pour un appartement ou logement, — trois mois.
Pour un pré, — le 11 novembre de la dernière année.
Pour une fourrière, — le 11 novembre de la dernière année.
Pour un jardin, — le 11 novembre de la dernière année.
Pour un champ, — le 11 novembre de la dernière année.

N. *Dans la commune de Wisembach :*
Pour une maison, — trois mois.
Pour un appartement ou logement, — trois mois.
Pour une ferme, — six mois.

O. *Dans la commune de Frapelle :*
Pour une maison de cultivateur, — trois mois.
Pour une maison de manœuvre, — six semaines.
Pour un appartement ou logement, — six semaines.
Pour un garni, — six semaines.
Pour un pré, — le 11 novembre de la dernière année.
Pour un jardin, — le 11 novembre de la dernière année.
Pour un champ, — le 11 novembre de la dernière année.
Pour une ferme, — trois mois.

CHAPITRE VIII

—

Usages concernant les réparations locatives

[ART. 1754 du Code civil.]

Dans les communes de Saulcy-sur-Meurthe, La Voivre, Raves, Nayemont-les-Fosses, Sainte-Marguerite, Frapelle, Taintrux, Beulay et Saint-Michel, — lorsque les réparations locatives ne dépassent pas cinq francs, elles sont à la charge du locataire, s'il ne prouve pas qu'elles ont eu lieu par vétusté ou par force majeure.

CHAPITRE IX

—

Usages concernant le fermier sortant

[ART. 1777 du Code civil.]

Dans les communes de Coinches, Combrimont, Bertrimoutier, Nayemont-les-Fosses, Saulcy-sur-Meurthe et Wisembach, — quand un fermier sort, il doit laisser à son successeur autant de paille, fourrage, engrais et terres emblavées qu'il en a reçus de son prédécesseur.

Dans la commune de Sainte-Marguerite, — le fermier sortant doit, à jour fixe, laisser libre le logement principal, à son successeur; mais il lui est accordé six semaines pour vider le surplus.

Dans celle de Laveline, — ni fourrage, ni engrais ne peuvent sortir de la ferme.

CHAPITRE X

—

Usages concernant la vaine pâture et le parcours

[Loi des 28 septembre — 6 octobre 1791, titre 11. Art. 21 et suivants.]

Dans la commune de Saint-Dié, — l'usage de la vaine pâture est complétement aboli dans les prés et fourrières. Il peut néanmoins s'exercer sur les champs à partir de deux jours après l'entier enlèvement des récoltes, jusqu'au 31 décembre.

Dans les communes de Gemaingoutte, Saint-Michel, Bertrimoutier, Combrimont, Pair-et-Grandrupt, — la vaine pâture a lieu sur toutes les terres labourables après les récoltes; et sur les prés, après les regains, sauf les exceptions résultant de la loi.

Dans celle de Laveline, — la vaine pâture a lieu du 15 août au 1ᵉʳ octobre suivant, seulement sur les champs dont les récoltes sont faites.

Dans celle de Sainte-Marguerite, — elle a lieu sur les terrains communaux non loués, sur les terrains de particuliers dont les récoltes sont enlevées, et sur les fourrières, après la vidange des terres qui les avoisinent.

Dans celle de Saulcy-sur-Meurthe, — la vaine pâture a lieu deux jours après la récolte sur les éteules et sur les fourrières qui s'y trouvent enclavées; et sur les prés, deux jours après la récolte des regains, jusqu'au 25 mars.

Dans celle de La Voivre, — elle ne se pratique point.

Dans celle de Raves, — elle a lieu dans les limites posées par la loi, sauf les prés qui sont exceptés d'une manière absolue.

Dans celle de Nayemont-les-Fosses, — elle a lieu seulement sur les prairies, après les regains.

Dans celle de Frapelle, — elle a lieu pendant toute l'année sur les terrains communaux non cultivés; et sur les autres héritages, après la récolte. Les prés toutefois sont exceptés.

Dans celle de Taintrux, — elle a lieu en toutes saisons, mais seulement sur les terrains communaux affectés à cette destination.

Dans celle de Neuviller-sur-Fave, — elle a lieu en tout temps sur les terrains communaux affectés à cette destination; sur les prés, après les regains, et sur les terres labourables deux jours après la récolte.

Dans celle de La Bourgonce, — elle a lieu seulement sur les chaumes, à dater du 15 août.

Dans celle de Beulay, — elle a lieu en tous temps sur certains terrains communaux désignés pour chaque espèce de bétail. Sur les terres labourables après les moissons, pour les gros bestiaux; et sur les prés, après les regains. Quant aux fourrières, elles sont toujours exceptées.

Dans celles de Remomeix, La Salle et Coinches, — elle a lieu seulement sur les terres labourables, après les récoltes.

Dans celle de Lesseux, — elle a lieu seulement sur les fourrières et les chaumes, après l'enlèvement complet de toutes les récoltes.

Dans celle de Wisembach, — elle a lieu seulement sur les terrains communaux non loués ou partagés.

Enfin, *dans tout le canton de Saint-Dié*, — il ne s'exerce *aucun parcours* de commune à commune voisine.

CHAPITRE XI

—

Usages concernant les eaux et le curage des rivières

[Art. 644, 645 du Code civil; loi du 14 floréal an IX. — Dalloz Alph., V° *Eaux*, p. 326.]

Dans tout le canton de Saint-Dié, — le curage des canaux dont les eaux sont utilisées par les propriétaires riverains et l'entretien des ouvrages d'art servant à l'irrigation, sont à la charge de ceux qui en profitent, chacun à proportion de son intérêt, ou de l'étendue du terrain qu'il possède.

On cure les canaux au printemps avant le 25 mars, ou à l'automne, après les regains, et on laisse le produit du curage sur place, à la disposition des riverains.

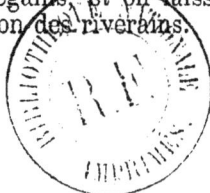

2.

Dans quelques communes, les propriétaires curent eux-mêmes, en totalité ou en partie, les canaux qui les avoisinent. Et, dans quelques autres, lorsque ces travaux ou tous autres sont faits par des tiers, ils sont mis en adjudication. En ce cas un mandataire est ordinairement établi par les riverains; il fait exécuter les ouvrages nécessaires, et, à la fin de l'année, il établit un rôle de dépenses, le tout, sous la surveillance d'une commission.

CHAPITRE XII

—

Dans le canton de Saint-Dié, quand on est forcé de passer sur le terrain d'autrui, pour conduire de l'engrais dans un jardin, on n'attend pas au delà du 25 mars.

CHAPITRE XIII

—

Dans le même canton, on ne passe pas avant le 24 juin sur autrui, pour la vidange des prés. Si, à cette époque, le propriétaire qui doit le passage se refuse à l'ouvrir, on fauche d'office l'emplacement nécessaire.

———

Telles sont les constatations faites par la Commission cantonale de Saint-Dié et par les diverses Commissions communales de ce canton en 1855. On peut voir que la connaissance de ces usages, consacrés par le temps et constatés en suite de la circulaire ministérielle, est aussi indispensable que la connaissance de lois et est le complément forcé de notre Code. — Aussi, notre projet était-il de publier les Usages locaux de tout le département; mais nous avons dû l'abandonner, parce qu'il nous a été impossible de prendre connaissance des rapports des autres Commissions, soit qu'ils n'existent pas, soit qu'ils n'aient pas été centralisés au chef-lieu de département en exécution de la décision du 15 février 1855. La plupart des cantons de notre arrondissement, notamment ceux de Fraize et de Senones, n'ont conservé, pour ce qui les concerne, aucune trace du travail auquel on s'est livré dans le canton de Saint-Dié. Il est à présumer pourtant qu'il a été fait; mais on ne trouve copie d'aucun procès-verbal ni à la Mairie ni à la Justice de Paix de Fraize et de Senones. En s'adressant au Ministère de l'Agriculture et du Commerce, on obtiendrait peut-être communication de l'intéressant travail d'ensemble qui a été fait en 1855 et l'on pourrait, en coordonnant les constatations renfermées dans les divers rapports des Commissions cantonales, mettre au jour un ouvrage d'une très-grande utilité pratique. Mais comme nous n'avons sans doute aucune qualité pour obtenir une communication de ce genre, nous nous sommes borné à la présente publication, en laissant à d'autres, plus autorisés que nous, le soin de la compléter.

F.-Dinago.

N. B. Au moment où nous terminons cette étude, nous apprenons par M. le Juge de Paix de Fraize que dans ce canton on suit les Usages locaux de Saint-Dié et que dans celui de Raon-l'Etape il existe des Us et Coutumes que nous nous empressons de faire connaître en publiant le rapport de la Commission que M. Charles, Juge de Paix à Raon, a bien voulu nous communiquer. Pressé par le temps, nous nous bornerons à donner la copie de ce rapport dont tout le mérite revient à la Commission qui a pris part à ce travail : il est disposé par questions et réponses; mais pour y rendre les recherches plus commodes, nous l'avons terminé par une table qui renvoie aux numéros des questions et non aux pages.

F. D.

TABLE

Des Usages locaux du Canton de Saint-Dié

—

FIN DE LA TABLE.

USAGES LOCAUX

CONSTATÉS EN 1857

DANS LE CANTON DE RAON-L'ÉTAPE

DEUXIÈME PARTIE

Cejourd'hui dix mars mil huit cent cinquante sept, la Commission instituée pour la recherche des usages locaux ayant force de loi, réunie en la salle de la Justice de Paix de cette ville (présents MM. Antoine, Juge de Paix, Président; Jacquot, Huin et Didier, Membres);

Après avoir pris communication du rapport fait par la Commission départementale, recueilli les renseignements nécessaires et discuté leur mérite,

A arrêté ces usages de la manière suivante :

Dans la suite de ce travail et pour ne pas être obligé de répéter chaque fois le nom des communes on leur a donné à chacune un numéro d'ordre qui leur servira de synonyme. Voici le numéro de ces communes :

Le canton de Raon-l'Etape se compose de 9 communes, qui sont :

1° Raon-l'Etape, dont la population est de	3448	habitants.
2° Laneuveville.......................	1204	»
3° Etival.............................	1661	»
4° Saint-Remy........................	806	»
5° Nompatelize.......................	620	»
6° Celles.............................	1732	»
7° Allarmont.........................	763	»
8° Vexaincourt.......................	486	»
9° Luvigny...........................	418	»
	11138	habitants.

Cela posé, ce travail sera divisé par numéros, de la manière suivante :

[Art. 590, 591, 592, 593, 594 du Code civil.]

Questions Nᵒˢ 1, 2, 3.

Quel est l'usage suivi par les pépiniéristes du pays, etc.?

Réponse. Il n'existe dans le canton aucune forêt particulière, ni pépinière soumise à un usufruit; par conséquent, il n'y a pas lieu de s'occuper de ces articles.

[Art. 663 du Code civil.] (*)

Question N° 4.

Existe-t-il dans les communes urbaines du canton pour la clôture entre voisins un règlement ou un usage local?
Quel hauteur fixe-t-il à ces clôtures?
Quel est le mode de construire qu'il impose?
Détermine-t-il la nature des matériaux avec lesquels la clôture doit être construite?
Règle-t-il son épaisseur?
Nota. *S'il y a un règlement, spécifier ce qu'il prescrit dans ces différents rapports.*

R. Raon-l'Etape étant la seule ville du canton, il n'y a pas lieu de s'occuper des autres communes. Il existe pour Raon-l'Etape, un règlement de police fait par M. le Maire de ladite ville, à la date du 8 février 1834 qui, dans son article 11, dispose de la manière suivante : « Tous les murs mitoyens de séparation d'une maison à « l'autre seront construits en maçonnerie de chaux et sable, jusqu'à « 50 centimètres au-dessus de la toiture la plus élevée et ne pour- « ront être suppléés en tout ou en partie par des cloisons dans « lesquelles il entrerait du bois; ces murs auront au moins 40 cen- « timètres d'épaisseur et les poutres ne seront supportées que par « les deux tiers de cette épaisseur; le présent article ne sera « applicable qu'en cas de constructions nouvelles ou de renou- « vellement total des toitures. »

Art. 663. Chacun peut contraindre son voisin, dans les villes et fau-bourgs, à contribuer aux constructions et réparations de la clôture faisant séparation de leurs maisons, cours et jardins assis ès dites villes et fau-bourgs : la hauteur de la clôture sera fixée suivant les règlements particu-liers ou les usages constants et reconnus; et à défaut d'usage et de règle-ment, tout mur de séparation entre voisins, qui sera construit ou rétabli à l'avenir, doit avoir au moins trente-deux décimètres (dix pieds) de hauteur compris le chaperon, dans les villes de 50,000 âmes et au-dessus, et vingt-six décimètres (huit pieds) dans les autres.

Avant ce règlement on donnait habituellement aux murs de séparation entre maisons trente-deux décimètres ($3^m,20$ centim.) de hauteur en maçonnerie de chaux et sable et le surplus pour arriver à la hauteur du bâtiment consistait en une simple cloison en planches; depuis le règlement on s'est conformé exactement à ces dispositions, sauf les 50 centimètres au-dessus de la toiture que l'on a considérés comme inutiles et pour lesquels le règlement n'a jamais été exécuté.

Quant aux clôtures séparatives des cours et jardins, il est d'usage de les construire aussi en maçonnerie moëllons de chaux et sable; en ce qui concerne la hauteur, il n'y a pas d'uniformité dans les constructions, ni d'usage bien positivement établi : les propriétaires consultent ordinairement l'état des lieux ou leurs ressources pécuniaires. Ainsi pour les cours, si les propriétaires sont des gens aisés et qu'ils aient des croisées ayant vue sur le voisin, ils élèvent le mur séparatif de la cour jusqu'à la toiture des bâtiments; si c'est le contraire qui existe, ils ne donnent au mur qu'une élévation de trente-deux décimètres (8 pieds). Pour les jardins on donne quelquefois cette dernière hauteur au mur de séparation; cependant l'usage de deux mètres à partir du sol, domine et paraît entrer plus généralement dans les habitudes et les convenances des habitants.

Enfin, on donne habituellement aux murs de cours quarante-cinq centimètres d'épaisseur et aux murs de jardin quarante centimètres.

[Art. 671 du Code civil.] (*)

Question N° 5.

Existe-t-il dans le canton des règlements administratifs fixant la distance à laisser pour la plantation des arbres près de la ligne séparative de deux héritages?

A défaut de règlement, existe-t-il un usage local à cet égard?

Quelle distance exige-t-il pour les arbres à haute tige?

Quelle distance pour ceux à basse tige?

R. Il n'existe dans tout le canton aucun règlement qui fixe la distance entre les arbres et les propriétés qui les avoisinent.

(*) Art. 671. Il n'est permis de planter des arbres de haute tige qu'à la distance prescrite par les règlements particuliers actuellement existants ou par les usages constants et reconnus; et à défaut de règlements et usages, qu'à la distance de deux mètres de la ligne séparative des deux héritages pour les arbres à haute tige, et à la distance d'un demi-mètre pour les autres arbres et haies vives.

Dans les communes 1, 2, 3, 4, 5, 6 (*) et au moment de la promulgation du Code, il n'existait pas d'uniformité dans la distance entre les arbres à haute et basse tige et la ligne séparative des deux héritages. Depuis cette époque les arbres ont été plantés à la distance de deux mètres et d'un demi-mètre, conformément à la loi; il ne s'est introduit à cet égard aucun usage contraire.

Dans les communes Nᵒˢ 7, 8, 9 (**), il est d'usage de ne planter les arbres à haute et basse tige qu'à la distance d'un mètre de la ligne séparative des deux héritages.

Quant aux haies vives, on n'en plante plus dans le canton depuis longtemps, parce qu'elles absorbent du terrain et entretiennent des insectes nuisibles aux plantes; celles qui existent encore aujourd'hui, remontent à plus de 30 ans et ont été plantées sur la ligne séparative des deux héritages et pour leur servir de limite. — Il n'y a donc point d'usage reconnu à cet égard.

[Art. 674 du Code civil.] (***)

Question N° 6.

Existe-t-il dans le canton des règlements particuliers fixant les distances à observer, ou les ouvrages à faire entre les constructions désignées par cet article ?

A défaut de règlement, existe-t-il un usage constant et reconnu ?

Quelles sont les précautions qu'il prescrit de suivre dans les cas spécifiés par cet article et dans les cas analogues ?

Quelles règles sont prescrites par les règlements dont l'existence pourra être constatée ?

R. Dans la commune N° 1, il existe un règlement en date du 20 novembre 1831 qui, dans son art. 5, dispose ainsi qu'il suit : « Tous ceux qui voudraient construire cheminées, fours, âtres, foyers et autres choses semblables qui exigent des précautions pour éviter les incendies, ne pourraient le faire qu'au préalable, ils

---

(*) C'est-à-dire dans les communes de Raon-l'Etape, Laneuveville, Etival, Saint-Remy, Nompatelize et Celles.

(**) C'est-à-dire dans les communes de Allarmont, Vexaincourt et Luvigny.

(***) Art. 674. Celui qui fait creuser un puits ou une fosse d'aisance près d'un mur mitoyen ou non, — celui qui veut y construire cheminée ou âtre, forge, four ou fourneau, — y adosser une étable, — ou établir un magasin de sel ou amas de matières corrosives, — est obligé à laisser la distance prescrite par les règlements et usages particuliers sur ces objets, ou à faire les ouvrages prescrits par les mêmes règlements et usages, pour éviter de nuire au voisin.

n'aient pris l'avis de l'architècte désigné par le maire, lequel avis devra être suivi, à peine d'amende contre les ouvriers qui auraient exécuté les ouvrages contrairement à cet avis. »

Dans cette commune, il est d'usage d'établir un contre-mur pour placer un fumier contre un mur mitoyen ou non, ou y adosser un four de boulanger, ou une chaudière de brasseur; ce contre-mur est construit en maçonnerie de moellons, chaux et sable et on lui donne habituellement une épaisseur de 30 centimètres; pour tous les autres cas spécifiés en l'art. 674, l'usage ne prescrit ni contre-mur ni distance.

Dans les autres communes du canton on n'observe habituelle-ment aucune distance et on n'exécute aucun ouvrage pour tous les cas ci-dessus mentionnés, à l'exception des fours de boulanger qui se construisent comme il est dit plus haut. Lorsqu'il s'élève une difficulté entre les parties, le juge de paix, se fondant sur les dis-positions des articles 653 de la loi du 25 mai 1838, 544, 674 et 1382 du Code Napoléon prescrit les travaux ou la distance néces-saires pour éviter de nuire au voisin.

La Commission observe ici que ces constructions ou dépôts faits sans aucune condition de distance ou de contre-mur, causent un grand préjudice aux murs mitoyens et occasionnent des procès qu'il serait facile de prévenir en imposant à celui qui construit des conditions de nature à garantir le voisin.

[Art. 1736, 1738, 1745, 1748, 1757, 1758, 1759, 1762, 1772, 1775 et 1776 du Code civil.]

[Art. 1753.]

QUESTION N° 7.

Quels sont pour tous les travaux spécifiés aux 18 numéros du rapport de la Commission départementale : Le délai que l'usage des lieux répute nécessaire entre la signification du congé et la sortie du locataire?

QUESTION N° 8.

La durée que l'usage des lieux fixe aux baux?

QUESTION N° 9.

En combien de termes l'usage des lieux veut-il que le prix annuel des baux soit acquitté?
A quelles époques l'usage fixe-t-il l'échéance de ces termes?

R.   Voir le tableau ci-après :

Réponses aux Questions Nᵒˢ 7, 8, 9 de l'autre page.

N° d'ordre	NATURE DES BIENS	DÉLAI entre le congé et la sortie du locataire	DURÉE DES BAUX	NOMBRE DES TERMES pour le paiement du prix annuel des baux	ÉPOQUES de l'échéance des termes	OBSERVATIONS
1	Une maison à la campagne sans exploitation rurale.	3 mois	1 an à partir du 23 avril ou pour la fraction à courir jusqu'au 23 avril	2 termes pour les communes 1 et 2. — 1 terme pour les autres	11 novembre et 23 avril pour les communes 1 et 2. — 23 avril pour les autres	Quand le paiement se fait en 2 termes il se fait toujours par moitié, et la durée du bail est toujours d'un an quand même le paiement du loyer s'effectuerait par moitié.
2	Une maison meublée à la ville	Il n'y en a pas				
3	Une maison non meublée à la ville.	Comme au nᵒ 1	Comme au nᵒ 1	Comme au nᵒ 1	Comme au nᵒ 1	
4	Un corps de logis ou appartement meublé.	Il n'y en a pas				
5	Un corps de logis ou appartement non meublé.	Comme au nᵒ 1	Comme au nᵒ 1	Comme au nᵒ 1	Comme au nᵒ 1	Comme au nᵒ 1,
6	Une chambre meublée.	Il n'y en a pas				
7	Une chambre non meublée. .	Comme au nᵒ 1	Comme au nᵒ 1	Comme au nᵒ 1	Comme au nᵒ 1	Comme au nᵒ 1.
8	Une boutique meublée.	Il n'y en a pas				
9	Une boutique non meublée. .	Comme au nᵒ 1	3 ans	Comme au nᵒ 1	Comme au nᵒ 1	

N° d'ordre	NATURE DES BIENS	DÉLAI entre le congé et la sortie du locataire	DURÉE DES BAUX	NOMBRE DES TERMES pour le paiement du prix annuel des baux	ÉPOQUES de l'échéance des termes	OBSERVATIONS
10	Un logement d'ouvrier.	Comme au nᵒ 1	Comme au nᵒ 1	Comme au nᵒ 1	Comme au nᵒ 1	Comme au nᵒ 1.
11	Ecurie, remise, hangar, grenier, cave.	Id.	Id.	1 terme	A l'expiration du bail	Dans tout le canton.
12	Une ferme avec maison	6 mois	3, 6 ou 9 ans à partir du 23 avril	2 termes	11 novembre et 23 avril	Idem.
13	Une ferme sans maison	Il n'en existe point				
14	Un pré.	Point de congé	1 an	1 terme	Expiration du bail 11 novembre	Dans tout le canton.
15	Un champ	Id.	3 ans à partir du 11 nov. pour les communes 1, 2, 3, 4, 5, 6. — 2 ans pour les autres.	Id.	11 nov. expiration de chaque année	Idem pour les 1, 2, 4.
16	Un jardin.	Id. ·	1 an	Id.	Expiration du bail 11 novembre	Dans tout le canton.
17	Une vigne	Il n'y en a pas				
18	Forêt, tourbière, carrière, sablière.	Il n'est pas d'usage de les louer ; la pierre notamment se vend au mèt. cube.				

QUESTION N° 10.

*Quel est l'usage des lieux en ce qui concerne les réparations lo-
catives?*

R. La plupart du temps les réparations à faire ne sont occa-
sionnées que par la vétusté ou la force majeure, et celles qui dans
l'usage sont réputées locatives, consistent simplement dans tout le
canton à remplacer les carreaux cassés autrement que par la grêle
ou autres accidents extraordinaires de force majeure.

Q. *L'usage met-il à la charge du locataire d'autres réparations
que celles qui sont énumérées dans l'article 1754?*

R. Non, pour tout le canton.

Q. *Spécialement, oblige-t-il le locataire à entretenir et réparer :*
1° *Les pompes de cuisine ou autres et leurs puits ;*
2° *Les fours et chambres à fours ;*
3° *Les fourneaux et foyers des cuisines ;*
4° *Les pierres d'éviers, leurs tuyaux et leurs grilles ;*
5° *Dans les écuries : les mangeoires, rateliers, auges, barres,
piliers, etc. ;*
6° *Les portes charretières des cours et remises ;*
7° *Les barrières et clôtures ;*
8° *Les auges à abreuver le bétail ;*
9° *Dans les jardins : les allées, gazons, bordures, plates-bandes,
treillages, les bassins ou jets d'eau et leurs accessoires, tels que
tuyaux de conduite, robinets de conduite, etc.....;*
10° *Les serrures des portes, fenêtres, armoires et autres ferrements ;*
11° *Les balcons ou grilles en fer ;*
12° *Dans les usines, les vannes, ventileries, bois d'eau, transmissions, mécanismes?*

R. Non, pour tout le canton, à l'exception toutefois de la commune N° 1 où pour les usines, l'entretien et la réparation des vannes
mobiles, des bois d'eau mobiles, tels que ventileries, considérés
comme moteurs, transmissions, mécanismes, ainsi que des rives du
canal et son usage, sont à la charge du locataire, d'après l'état qui
en est dressé à son entrée et à sa sortie.

[ART. 1777 du Code civil.] (*)

QUESTION N° 11.

*Quel est l'usage des lieux quant à l'époque où le fermier entrant
peut venir occuper des logements dans la maison de ferme pour lui*

(*) ART. 1777. Le fermier sortant doit laisser à celui qui lui succède
dans la culture, les logements convenables et autres facilités pour les tra-

et ses aides, pour les bêtes de travail employées à ses cultures pré-
paratives, pour le dépôt des fourrages destinés à leur consommation?
Quelle est l'étendue que l'usage des lieux accorde à ce logement?

R. Dans tout le canton de Raon-l'Etape, pays de montagnes
et couvert de forêts, les fermes ne sont pas très-considérables et
contiennent au plus 40 à 50 hectares, tant prés que champs. Les
maisons de ferme sont peu spacieuses, et le nombre des bêtes de
travail peu considérable, de sorte que le fermier entrant, lorsqu'il
veut commencer ses cultures préparatives, se loge ainsi que ses
aides, son bétail et ses fourrages à proximité de la maison de
ferme qu'il doit occuper.

QUESTION N° 12.

Quel est l'usage des lieux quant à la durée pendant laquelle le fer-
mier sortant peut, après l'expiration de son bail, continuer à occu-
per dés logements dans la maison de ferme pour terminer ses
récoltes et achever de consommer ses fourrages?
Quelle est l'étendue que l'usage assigne à ces logements?

R. Le fermier sortant, avant de quitter la ferme, cultive et sème
autant de terrains que son prédécesseur en avait eus, et laisse dans
la ferme la même quantité de fourrages et d'engrais qu'il avait
trouvée en entrant; au 23 avril, il quitte tout à fait la maison de
ferme et se tient à proximité avec son bétail; lorsque le moment
de la récolte arrive, il faucille et rentre dans sa nouvelle habita-
tion les denrées qu'il a semées sur la ferme avant sa sortie.

QUESTION N° 13.

A quelle époque l'usage autorise-t-il le fermier entrant à prendre
possession :
Q. *1° Des terres à blé?*
R. Au 15 octobre, dans tout le canton.
Q. *2° De la saison des avoines?*
R. Au 23 avril, dans tout le canton.
Q. *3° De la saison des jachères?*
R. Au 23 avril, dans tout le canton.
Q. *4° Des prairies artificielles, notamment des trèfles et luzer-*
nières?
R. Au 23 avril, dans tout le canton.

---

vaux de l'année suivante; et réciproquement, le fermier entrant doit pro-
curer à celui qui sort les logements convenables et autres facilités pour la
consommation des fourrages, et pour les récoltes restant à faire. Dans l'un
et l'autre cas, on doit se conformer à l'usage des lieux.

Q. 5° *Des chenevières ?*
R. Au 23 avril, dans tout le canton.
Q. 6° *Des prés?*
R. Au 15 octobre,   id.
Q. 7° *Des houblonnières ?*
R. Il n'y en a pas dans le canton.
Q. 8° *Des vignes?*
R. Il n'y en a pas dans le canton?
Q. 9° *Des jardins et vergers ?*
R. Au 23 avril, dans tout le canton.

Question N° 14.

A quelle époque le fermier entrant est-il autorisé par l'usage des lieux à mettre ses moutons au parcage et ses autres bêtes en pâture dans les prés, dans les jachères, dans les terres récoltées?

R. Du 15 septembre au 15 novembre.

Question N° 15.

A quelle époque l'usage autorise-t-il à commencer la culture des terres, à commencer l'irrigation des prés, à semer les prairies artificielles, à faire des plantations?

R. Culture des terres, au 15 octobre.
Irrigation des prés, au 15 octobre.
Ensemencement des prairies artificielles, au 23 avril.
Plantations, on n'en fait pas.

Question N° 16.

Le fermier sortant est-il obligé par l'usage à mettre en bon état de curage et d'entretien, avant sa sortie, les fossés de séparation ou d'écoulement, les canaux et voies d'irrigation, les chemins et sentiers d'exploitation?

R. Oui, il est obligé par l'usage à faire les travaux mentionnés ci-dessus.

Question N° 17.

Quand les baux sont muets à cet égard, l'usage oblige-t-il le fermier sortant à laisser sans indemnité les pailles et fourrages non consommés, les fumiers ;
Ou bien à les livrer, contre un prix d'estimation, au propriétaire ou au fermier entrant?

R. Quand les baux sont muets, il est d'usage que le fermier sortant laisse au propriétaire en nature et sans indemnité la même quantité de paille, fourrages et fumiers qu'il a trouvée en entrant et enlève le surplus.

QUESTION N° 18.

Dans les communes où une certaine étendue de terres communales est affectée aux fermes, comment l'usage en règle-t-il la remise par le fermier sortant au fermier entrant?

R. Il n'y a dans le canton aucune terre communale qui soit affectée à des fermes.

QUESTION N° 19.

Lorsqu'à la ferme sont attachés des pressoirs, des colombiers, des viviers ou des étangs, comment l'usage en règle-t-il la transmission?

R. Le fermier entrant en prend possession au 23 avril dans l'état où ils se trouvent; il n'y a pas d'autre transmission?

QUESTION N° 20.

En matière de baux à loyer, l'usage établit-il quelques règles, quant au locataire sortant et au locataire entrant, telles qu'un délai de grâces pour l'enlèvement du mobilier, l'obligation de laver les pavés, planchers, boiseries, etc.?

R. Il y a dans l'usage obligation pour le locataire sortant de laver les pavés, planchers et boiseries; pour le locataire entrant, de blanchir les plafonds et les murs. Il est aussi d'usage dans tout le canton d'enlever tout le mobilier le 23 avril; cependant, quand il est important, on accorde en sus un délai de 24 heures.

———

[Loi du 28 septembre 1791. — Titre I, section IV, articles 1, 2, 3.]

QUESTION N° 21.

Quelles sont les communes du canton entre lesquelles existe encore la servitude de parcours réciproque. Est-elle fondée sur un titre, sur une possession autorisée par les lois et coutumes anciennes?
Comment s'exerce-t-elle?
Peut-elle être exercée autrement qu'à l'égard de clocher à clocher?

R. La servitude de parcours réciproque n'existe dans aucune des communes du canton.

QUESTION N° 22.

Quelles sont dans le canton les communes où la servitude de vaine pâture existe encore?

R. La servitude de vaine pâture existe dans toutes les communes du canton.

Est-elle fondée sur un titre particulier, local et immémorial. — Comment s'exerce-t-elle?

Depuis quelle époque jusqu'à quelle époque? Sur quelles terres?

S'exerce-t-elle sur les prairies après les premières herbes, — après les secondes herbes?

Quelles règles suit-on pour la garde du troupeau?

Quelles sont les charges imposées?

R. Elle n'est fondée sur aucun titre, mais elle repose tout à la fois sur le titre xv, art. 3 de la coutume de Lorraine qui régissait.

Depuis un certain nombre d'années, les propriétaires de prairies arrosées ont fait des réclamations très-vives contre l'exercice de ce droit, prétendant que le piétinement du bétail produit des excavations dans le terrain, détruit les racines et dégrade les canaux et voies d'irrigation. — Dans les trois communes 1, 5 et 6 (*), les maires avaient même pris un arrêté qui supprimait d'une manière absolue l'exercice de la vaine pature dans les prés, mais ces arrêtés n'ont pas été sanctionnés par l'autorité supérieure.

La vaine pâture ne s'est exercée généralement que par les particuliers non propriétaires ni fermiers d'aucun terrain situé sur le territoire de la commune.

La vaine pâture s'exerce dans tout le canton pour les champs, depuis le 1ᵉʳ septembre jusqu'au 15 novembre. — Et pour les prés depuis le 15 septembre jusqu'au 15 novembre. Elle s'exerce sur les champs qui ont produit du froment, du seigle, de l'avoine et du sarrazin, ainsi que sur les chemins et les terres en friche; on y conduit habituellement les chevaux, le gros bétail et les chèvres.

Dans les communes 1, 2, 3, 4, 8 (**), elle s'exerce sur les prairies après les secondes herbes; sur les prairies susceptibles d'être récoltées trois fois, elle ne s'exerce qu'après la troisième récolte.

C'est ici le cas d'observer que les articles 10 et 11 de la loi du 6 octobre 1791 ne fixaient pas d'une manière précise l'époque à laquelle doit commencer l'exercice de la vaine pâture; que la coutume de Lorraine, titre xv, art. 3, en disposant qu'elle a lieu après la première ou la deuxième faux, n'est pas plus explicite à cet égard; qu'un arrêté du Gouvernement du 25 thermidor, an iii, avait décidé

(*) Raon, Nompatelize, Celles.
(**) Raon, Laneuveville, Etival, Saint-Remy, Vexaincourt.

que l'usage de là vaine pâture dans les prés non clos serait suspendu provisoirement jusqu'à la levée des regains et que le Ministre de l'Intérieur, par décision du 23 thermidor, an iv, a autorisé les administrations centrales (aujourd'hui les préfets) à prendre sur ce point les arrêtés qui seraient jugés convenables ; qu'il n'existe point d'arrêté semblable dans le département, de sorte que les habitants pourraient, malgré l'usage, exercer la vaine pâture après la récolte de la première herbe, ce qui donnerait lieu à de grandes difficultés qu'il importe de prévenir.

Dans les communes Nᵒˢ 5, 6, 7, 9, depuis quelques années on n'exerce plus la vaine pâture sur les prés qui dans ces contrées sont toujours humides et sillonnés de canaux et voies d'irrigation.

Les habitants, propriétaires ou non, ne réunissent pas leurs bêtes en troupeau pour les conduire à la vaine pâture. Il n'y a aucune charge imposée pour l'exercice de cette servitude.

Question N° 23.

Quels sont les moyens autres que la clôture, que l'usage reconnaît suffisante pour soustraire les propriétés non closes à l'exercice du parcours réciproque ou de la vaine pâture ?

R.   Les propriétaires qui veulent soustraire leurs propriétés non closes à l'exercice de la vaine pâture plantent quelquefois, au milieu de leur terrain, un bâton surmonté d'une torche de paille ou de foin, ce moyen réussit quelquefois quand les limites du terrain sont apparentes, mais quand elles ne le sont pas, le gardien du bétail ne fait aucun cas de la défense.

[Même loi. Mêmes titre et section, articles 4, 5, 6.]

Question N° 24.

Quelle clôture l'usage des lieux répute-t-il suffisante pour soustraire les propriétés à l'exercice des servitudes de parcours de vaine pâture ?

R.   Il n'est pas nécessaire que le terrain soit exactement fermé, il suffit dans l'usage qu'il soit entouré de treillages de la hauteur d'un mètre et placés à la distance d'un mètre l'un de l'autre.

[Même loi. Mêmes titre et section, articles 13 et 14.]

Question N° 25.

Quelle est la quantité de bêtes par hectare que l'usage permet à chaque propriétaire ou fermier d'envoyer à la vaine pâture ? Quelle

est celle que l'usage permet à l'habitant domicilié qui n'est ni pro-
priétaire, ni fermier?

R. Les habitants, propriétaires, fermiers ou non, conduisent chacun à la vaine pâture tel nombre de bêtes qu'ils jugent à propos, sans égard à la quantité plus ou moins grande de terrain qu'ils possèdent sur le territoire, il n'existe à cet égard aucun règlement.

La Commission pense que la suppression de la vaine pâture sur les prés soumis à un système régulier d'irrigation est une chose utile, en ce que les avantages qu'en retirent ceux qui exercent ce droit sont loin de compenser le préjudice qu'il fait éprouver à l'agriculture. En 1791, l'eau n'était pas utilisée comme elle l'est aujourd'hui, la pensée de conduire le bétail à la vaine pâture était donc bonne et avantageuse tout à la fois à la culture et à l'alimentation publique, mais du moment que le mode de fertilisation est changé ou considérablement amélioré, il semble que l'exercice de ce droit doit être modifié et réduit aux champs et aux prés non irrigués.

[Même loi. Même titre, section v, article 1er.]

QUESTION N° 26.

Quelles sont les communes où l'usage du ban de vendange est observé?

L'usage le soumet-il à quelques règles spéciales? les désigner.

L'usage applique-t-il le ban à d'autres récoltes, par exemple aux prairies?

R. Il n'existe aucune vigne dans le canton.

Pour les prairies, il est d'usage d'en commencer la récolte le jour de la Saint-Jean, pas avant. À partir de ce moment le passage s'effectue sur un pré même non récolté, en coupant l'herbe sur toute l'étendue nécessaire à l'exercice du passage.

Quant aux autres récoltes l'usage n'a établi aucun ban. Chacun fait sa récolte au moment qui lui convient, en payant néanmoins le dommage qu'il peut occasionner, ainsi d'ailleurs que le veut la loi.

[Même loi. Même titre, section ii, articles 21 et 22.]

QUESTION N° 27.

Quelles sont les communes où l'usage local permet le glanage, le ratelage, le grapillage?

Désigner les règles spéciales auxquelles l'usage soumet l'exercice de ces servitudes?

L'usage permet-il le glanage des pommes de terre, des navets, des carottes, etc.

L'usage permet-il le ratelage dans les prairies artificielles, notamment dans les trèfles, les luzernes, etc.?

R. Dans tout le canton, il est d'usage de glaner dans les champs après la récolte des froments, des seigles, des avoines et des sarrazins. On n'est pas dans l'usage de glaner les pommes de terre, les carottes et les navets, à l'exception toutefois de la commune N° 2 où le glanage des pommes de terre est toléré. L'exercice de cette servitude n'est soumis à aucune règle spéciale.

On n'a pas l'habitude de rateler les prairies soit naturelles, soit artificielles.

Enfin, quant au grapillage, il n'a pas lieu, attendu qu'il n'existe aucune vigne dans le canton.

[Loi du 14 floréal an XI.]

QUESTION N° 28.

Quels sont dans le canton les usages relatifs au curage des rivières et ruisseaux, à l'entretien des digues, à l'entretien des ponts et autres ouvrages?

Les charges d'entretien sont-elles réparties entre les riverains seulement ou entre les mouillants, c'est-à-dire ceux dont les propriétés peuvent être inondées par les débordements des cours d'eau?

Désigner toute autre règle consacrée par l'usage.

R. Les cours d'eau mentionnés dans la loi du 14 floréal an XI se composent :

Des canaux non navigables servant à l'irrigation des propriétés et au mouvement des usines,

Des rivières non navigables,

Des ruisseaux,

Des canaux et rivières flottables.

Les canaux d'irrigation sont considérés comme étant la propriété des riverains, ils sont dans certains cas, curés par ceux-là même qui jouissent des eaux; chacun procède alors au curage de la partie de canal qui se trouve en tête de sa propriété; dans d'autres cas et lorsque le cours d'eau est destiné à l'irrigation d'un grand nombre de propriétés, on est dans l'usage de mettre le curage en adjudication et d'en répartir le montant entre tous les propriétaires au prorata du terrain que chacun possède; la vase qui provient du curage est déposée sur les bords et employée par chaque riverain à la fertilisation de son terrain.

Les canaux particuliers et faits de mains d'hommes, servant au mouvement des usines, ainsi que les francs-bords sont présumés de droit appartenir au propriétaire de l'usine ; ces canaux sont curés par ces derniers et à leurs frais.

Quant aux rivières flottables ou non navigables, l'administration en fait effectuer le curage par ses agents et dispose sur les bords du cours d'eau les graviers qui en proviennent, bien que ces bords appartiennent aux riverains : ce gravier est enlevé immédiatement, et l'exercice de cette servitude n'a donné jusqu'à ce jour lieu à aucune contestation.

Les ruisseaux sont curés par les riverains ; il est d'usage que chacun cure lui-même la partie qui se trouve vis-à-vis sa propriété et dépose sur les bords le gravier qui en provient. Il existe encore dans le canton un canal de dérivation de la rivière de Plaine, qui sert tout à la fois au flottage et au mouvement de plusieurs usines ; ce canal est curé par les propriétaires de ces usines et à leurs frais ; ce sont eux aussi qui entretiennent les digues et autres ouvrages qui ont été établis dans ce cours d'eau. Dans tout le canton, il est pourvu à l'entretien des digues et ouvrages d'art y correspondant, de la manière suivante :

Les propriétaires d'usines étant présumés propriétaires du canal et des francs-bords, ce sont eux qui entretiennent les digues et autres ouvrages qui ont été établis dans ce canal.

Les digues des canaux d'irrigation, des rivières flottables ou non navigables et des ruisseaux sont entretenues par les propriétaires riverains et à leurs frais, les charges d'entretien sont réparties entre les mouillants, c'est-à-dire ceux dont les propriétés peuvent être inondées par les débordements du cours d'eau.

Les ponts et les vannes sont entretenus par ceux auxquels ils sont nécessaires.

Dans tous les cas, il est d'usage de ne procéder au curage des cours d'eau et au rétablissement des digues et autres ouvrages, qu'après la récolte des regains et jusqu'au 23 avril de l'année suivante, sauf les cas de nécessité absolue.

Usages ruraux et autres

QUESTION N° 29.

Quels sont les autres usages ruraux constants dans le canton, qui n'ont pu être constatés en réponse aux questions qui précèdent ?

R. Il n'en existe pas.

QUESTION N° 30.

Existe-t-il des usages constants en ce qui concerne :
1° Le tour de charrue ou les champs de tournée?

R. Le tour de charrue est en usage dans le canton, il s'exerce sur les prairies naturelles et artificielles, sur un champ récolté et même ensemencé, pourvu que ce soit par un temps sec, et qu'en tout cas le dommage soit réparé.

Q. *2° La vidange des récoltes enclavées?*

R. Le propriétaire enclavé qui veut faire sa récolte, fauchille le grain perçru sur le terrain qui lui sert de passage, à l'exception de la commune N° 2 où le propriétaire enclavé transporte ses récoltes à dos sur le chemin public, en suivant le bord du terrain de son voisin. On est encore dans l'usage de passer sur les pommes de terre pour vider ses récoltes, sans payer d'indemnité.

Le propriétaire enclavé passe également sur les terres ensemencées où couvertes de récoltes pour fumer son terrain, soigner ses pommes de terre et l'irrigation de ses prairies, mais seulement à la pointe du champ et sans payer d'indemnité.

Q. *3° L'interdiction de semer des récoltes tardives dans les champs qui servent au défrichement des voisins?*

R. Il n'y a aucune interdiction de ce genre dans le canton.

Q. *4° Le passage sur les terrains contigus et le droit d'y placer des échelles et des échafaudages pour la réparation des bâtiments et des murs?*

R. On n'est pas dans l'usage de passer sur les terrains contigus aux habitations, ni d'y placer des échelles et des échafaudages, si ce n'est du consentement du propriétaire, moyennant indemnité.

QUESTION N° 31.

Spécialement, en matière de baux, l'usage permet-il au fermier d'intervertir l'ordre des sols en saisons; de supprimer celle des jachères; de semer ou de planter dans les jachères; de convertir un champ en pré et réciproquement; d'établir des houblonnières, des luzernes, etc.....?

R. Dans tout le canton, l'usage permet d'intervertir les sols en saisons, pourvu que la dernière année soit ensemencée de blé ou d'avoine.

On peut semer ou planter dans les jachères qui d'ailleurs sont très-rares dans le canton et même les supprimer.

L'usage permet également de convertir les champs en prés, mais la réciprocité n'est pas admise. Enfin, on n'établit pas de luzernes, de houblonnières, etc.....

Q. *L'usage règle-t-il le droit pour le fermier d'élaguer et d'é-*

monder les arbres, de tailler et tondre les haies, de profiter des arbres morts?

S'il y a d'autres usages, les désigner.

R.   Le fermier élague et émonde les arbres, taille et tond les haies, le tout à son profit. Les arbres morts lui appartiennent s'il s'agit d'une ferme, mais ils restent au propriétaire s'il s'agit d'un terrain; dans tous les cas, il n'y a pas obligation de les remplacer.

QUESTION N° 32.

Indiquer pour chaque commune les usages anciens qui y sont observés pour la jouissance des biens communaux?

R.   Pour les forêts, dans les communes 1, 2, 6, 7, 8, 9, une adjudication de coupes se fait annuellement, et le prix en est versé dans la caisse communale; on impose en outre à l'adjudicataire la fourniture d'une certaine quantité de bois de chauffage et de construction pour les besoins des habitants; toutefois pour la commune N° 1 la fourniture ne consiste qu'en bois de construction.

Dans les communes N°s 3, 4, 5, on fait une coupe chaque année et on partage les bois en nature entre les habitants.

Pour les terrains communaux, dans tout le canton, ils se louent par adjudication pour 9 ans, et le prix en est versé dans la caisse municipale.

QUESTION N° 33.

Indiquer pour chaque commune les usages anciens et spéciaux observés pour la distribution des affouages.

R.   Dans la commune N° 1 on ne distribue pas d'affouages.

Dans celles N°s 2, 3, 4, 5, 6, on dresse le rôle d'affouage dans le courant du mois d'octobre, on y admet les individus domiciliés depuis un an au moins et ayant pot au feu séparé; après que le rôle a été publié, on le clot définitivement le 11 novembre : le tirage au sort et la délivrance en forêt ont lieu quelques jours après.

Dans les communes 7, 8, 9, on procède de la même façon, si ce n'est que le rôle est dressé et clos en mai, les portions tirées au sort du 1er au 15 août suivant et immédiatement livrées en forêt à chaque habitant.

QUESTION N° 34.

En général rechercher et constater avec le plus grand soin tous autres usages constants, soit qu'ils concernent les propriétés de ville, ou les biens ruraux.

R.   Il est d'usage de ne conserver aux chemins ruraux, et même aux rues d'une commune rurale que la largeur à peine suffisante pour le passage des voitures ; nécessité de déterminer leur largeur, de considérer les chemins ruraux, comme une dépendance du domaine public ; de déterminer d'une manière précise, ce que l'on entend par commune rurale, ainsi que le point de départ et d'arrivée de la voirie urbaine et de la voirie rurale.

On est encore dans l'usage dans les villes et les campagnes, de laisser divaguer les volailles sur les terrains de ses voisins ; nécessité de l'interdire dans tous les lieux où s'exerce cet usage.

Dans tout le canton, à l'exception de la commune N° 1, on place habituellement les fumiers devant les maisons et même sur la voie publique ; nécessité d'interdire cet usage et de ramener les habitants à l'observation de la loi.

Fait et arrêté les jours, mois et an, ci-dessus, et ont signé les Membres de la Commission.

Signé : HUIN, — Aug. JACQUOT, DIDIER et ANTOINE.

La Commission de Raon-l'Etape a constaté certains usages sur lesquels celle de Saint-Dié n'a pas cru devoir s'expliquer, entr'autres le tour de charrue, le droit de poser des échelles et des échafaudages sur le terrain voisin, etc. (Question N° 30.) La Commission de Saint-Dié, comme celle du Haut-Rhin, a sans doute pensé que certains faits, pour être consuétudinaires, n'en sont pas moins inefficaces en tant que contraires aux dispositions du Code civil. Le Code Napoléon, en effet, a gardé le silence sur la puissance spéciale de l'habitude relativement à l'espèce de droits fonciers à laquelle appartiendraient les usages ci-dessus nommés ; ils constitueraient simplement des servitudes qui, selon leur nature, ne peuvent plus s'acquérir aujourd'hui que suivant les modes tracés par le Code, au titre des servitudes (titre, prescription). Dans le H^t-Rhin, la Commission départementale avait recueilli certains usages concernant la destruction des animaux nuisibles aux champs, et le louage des domestiques et ouvriers ; mais le rapporteur ajoute que ce dernier contrat touche trop intimement à la liberté individuelle pour que le législateur ait pu l'abandonner au hasard et à l'incertitude des habitudes locales; aussi ne paraît-il que pour mémoire. Nous ne devons donc pas regretter de n'avoir trouvé aucune constatation d'usage pour l'engagement des serviteurs à gages dans les procès-verbaux de Saint-Dié et de Raon-l'Etape, car nous pensons, comme la Commission du Haut-Rhin, que les règles suivies dans telle ou telle localité ne pourraient pas être « posées comme des principes qui domineraient l'action du magistrat, laquelle doit demeurer entière dans l'appréciation de ces rapports qui touchent si intimement à la liberté et à la dignité de l'homme (`). »

Du reste, l'article 1780, Code civil, — le seul article que le Code consacre au contrat de louage de domestiques et des ouvriers, depuis l'abrogation de l'article 1781 par la loi du 2 août 1868 — et les lois spéciales qui régissent les engagements d'ouvriers dans les manufactures, ne contiennent aucun appel aux usages locaux.

Nous ne pourrions mieux finir notre publication qu'en rappelant un passage du rapport de la Commission centrale du Haut-Rhin, rédigé par M. Ignace Chauffour, de Colmar. Après avoir reconnu combien le législateur a été sage de plier dans certains cas et dans une certaine mesure son grand principe de l'unité de la loi à la flexibilité des besoins et des habitudes des populations, ce savant jurisconsulte ajoute : Mais il ne faut pas étendre cette concession faite à des nécessités légitimes et restreintes, au delà des limites posées par la loi elle-même; la coutume arbitraire et presque insaisissable dans sa diversité, reprendrait bientôt la position d'où l'a fait descendre notre législation moderne, si largement empreinte de cet esprit d'unité et d'égalité, qui est l'idéal de notre époque.

Nous croyons aussi qu'il ne faut se retrancher derrière les habitudes locales constantes que quand un texte du Code vous renvoie aux usages locaux.

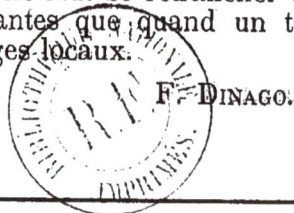

F. DINAGO.

(`) *Usages locaux constatés en 1855 dans le département du H-Rhin,* publiés à Colmar.

TABLE

Des Usages locaux du Canton de Raon-l'Étape

RAPPORTÉS DANS LA 2ᵉ PARTIE DE L'OUVRAGE

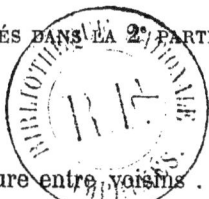

FIN DE LA TABLE.

DU MÊME AUTEUR

L'Entrée des Badois à Colmar le 14
Septembre 1870. Episode de la guerre
franco-allemande 1870-71.

EN OUVRAGE POUR PARAITRE PROCHAINEMENT :

Études sur plusieurs manuscrits de Dom Calmet, notamment :

*Des Divinités payennes adorées autrefois dans
la Lorraine et dans d'autres pays voisins.*

*De l'origine de la cérémonie du Roi boit ou du
Roi de la Fève; des Étrennes.*

De l'origine du Jeu de Cartes.

Histoire de l'Abbaye de Senones.

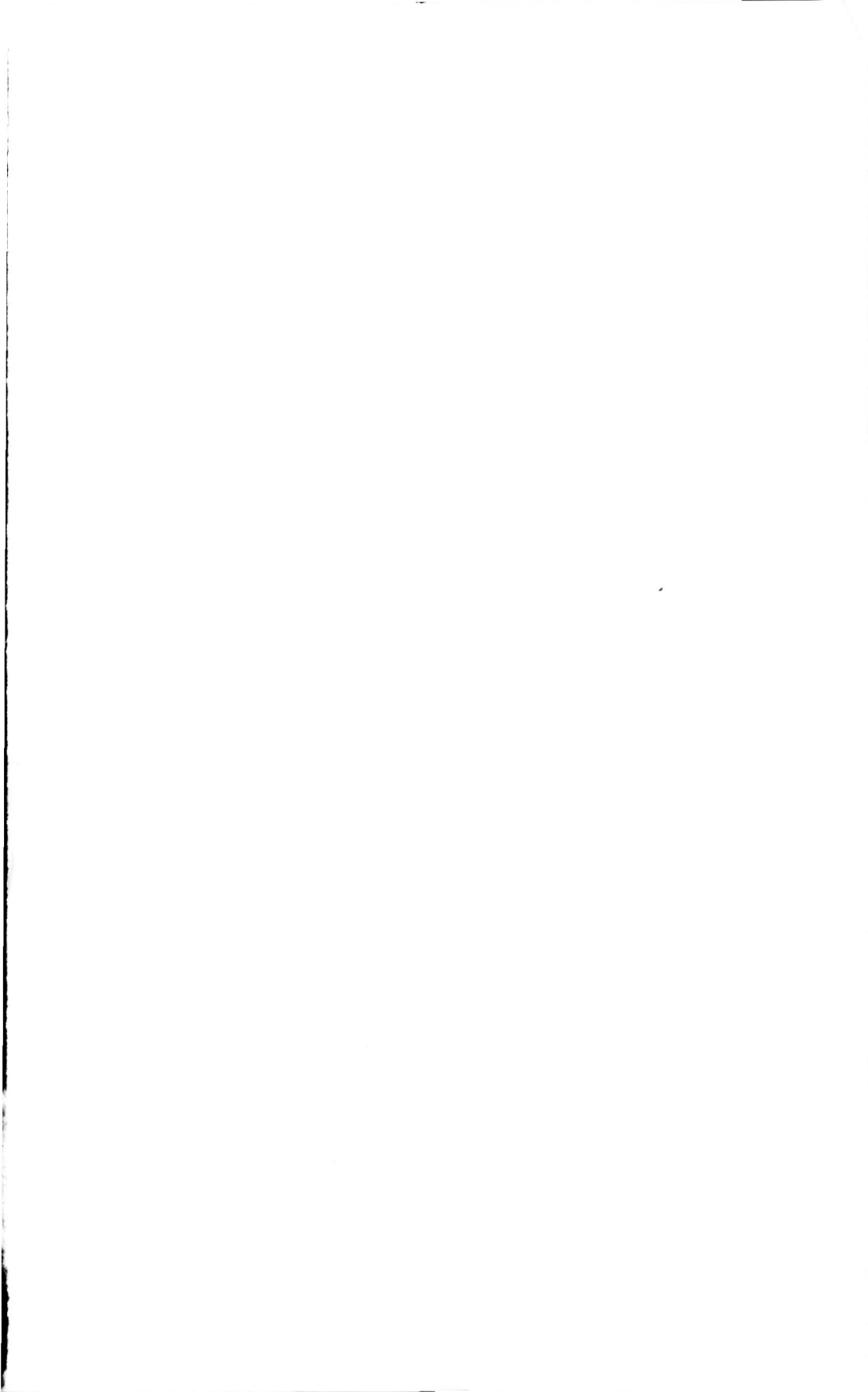

www.ingramcontent.com/pod-product-compliance
Lightning Source LLC
Chambersburg PA
CBHW060447210326
41520CB00015B/3874